NOTES

SUR L'HYGIÈNE DE LA BOUCHE

(ESSAI DE VULGARISATION)

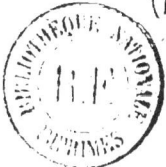

PAR LE

Docteur Léon CALLET

Spécialiste pour les Maladies de la bouche et des dents

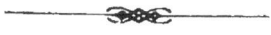

⋙⋘

AMIENS

IMPRIMERIE PICARDE — TÉLÉPHONE

71, RUE FRÉDÉRIC-PETIT, 71

1901

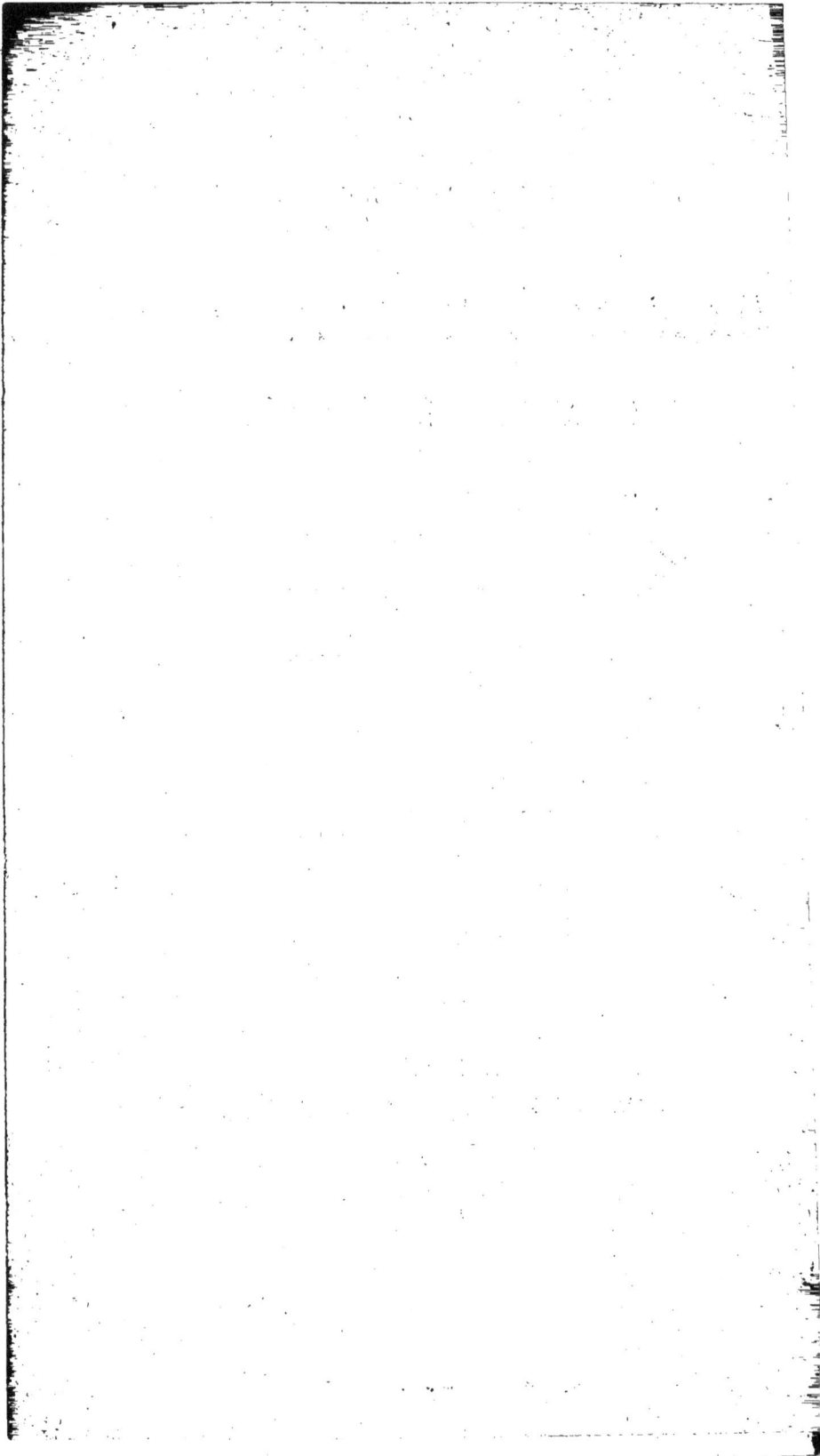

NOTES

SUR L'HYGIÈNE DE LA BOUCHE

(ESSAI DE VULGARISATION)

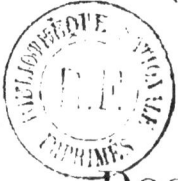

PAR LE

Docteur Léon CALLET

Spécialiste pour les Maladies de la bouche et des dents

AMIENS

IMPRIMERIE PICARDE — TÉLÉPHONE

71, RUE FRÉDÉRIC-PETIT, 71

—

1901

NOTES SUR L'HYGIÈNE DE LA BOUCHE

(Essai de Vulgarisation)

PAR LE

DOCTEUR LÉON CALLET

Spécialiste pour les Maladies de la bouche et des dents

Depuis un certain nombre d'années, les membres du corps médical français, dans un but purement humanitaire, ont répandu dans le public des notions d'hygiène qui ont donné d'excellents résultats, comme l'ont prouvé les statistiques des différentes épidémies que nous avons eu à subir. — Ce qui a été fait au point de vue de la santé générale, il nous a paru intéressant à la fois et utile de le faire pour une seule région qui, par sa situation et surtout par le rôle physiologique qu'elle joue dans notre existence, a bien aussi son importance. Cette région, c'est la cavité buccale.

La bouche, en effet, constitue avec le nez la porte d'entrée de l'air inspiré et la porte de sortie de l'air expiré, d'où résulte déjà une première chance de contagion. Mais le rôle le plus important sans contredit de la bouche, c'est celui qu'elle remplit dans la digestion. C'est dans la cavité buccale que s'opère la trituration, la malaxation, faites par les dents et la langue et nécessaires à la bonne digestion de notre nourriture. Mais l'accomplissement de ce phénomène n'est pas sans laisser des résidus qui, engagés dans les replis gingivaux et dans les interstices dentaires, sont sujets à fermenter et deviennent une cause d'infection que nous devons écarter. De plus, les bacilles de toutes sortes à qui notre cavité buccale donne une hospitalité par trop généreuse, constituent pour nous et pour les autres un danger que nous devons repousser par tous les moyens.

Nous avons donc à lutter contre deux ennemis :

1° La fermentation des produits alimentaires stagnants qui est la cause d'un grand nombre d'affections dentaires ;

2° L'ennemi bacille, plus redoutable encore, à cause des affections graves qu'il peut produire et propager.

Le but que nous nous sommes assigné dans ce modeste travail est d'indiquer les moyens dont nous pouvons disposer pour repousser ces éléments d'infection locale et même parfois générale.

NOS ENNEMIS

Comme nous venons de le voir, nous avons à combattre deux ennemis : la fermentation et l'élément bacillaire. Avant de passer en revue nos moyens de combat, il est indispensable de dire quelques mots sur ces deux causes principales d'infection.

a. Les débris alimentaires, si on les laisse séjourner trop longtemps dans les interstices dentaires, entrent en fermentation et sont la cause des différents degrés de caries que l'on remarque dans les bouches mal soignées.

b. Bacilles. — On trouve dans la bouche plusieurs espèces de micro-organismes ; quelques-uns sont inoffensifs, d'autres peuvent produire des affections locales, d'autres enfin sont dangereux à un double point de vue, d'abord pour celui qui les héberge et ensuite pour ceux qui sont en communication avec lui et à qui il peut transmettre, dans certaines conditions, des affections parfois redoutables.

Nous ne citerons donc que pour mémoire le *bacillus subtilis* qui joue un certain rôle dans la digestion buccale et le *bacillus amylobacter*. Ces deux espèces de bacilles agissent : la première en dissolvant l'albumine pour la transformer en peptone, la seconde en rendant assimilable les cellulose des végétaux.

Parmi ceux qui désorganisent le système dentaire, nous remarquerons le *Lepthotrix buccalis* et le *Vibrio rugula* qui favorisent la production du tartre.

Mais à côté de ces agents les uns utiles jusqu'à un certain point, les autres peu dangereux, nous en trouvons d'autres présentant un caractère redoutable par leur virulence et leur vitalité. Ce sont principalement :

Le Pneumocoque, que l'on rencontre dans certaines pleurésies et pneumonies, dans l'endocardite, l'otite suppurée ;

Le Staphylococcus pyogènes, agent de la Pyohémie et de la Septicémie.

Le bacille encapsulé de Friedlander qui se remarque dans certaines affections pulmonaires.

Le bacille de Klebs et Loefler, l'agent si redoutable de la diphtérie.

L'Oïdium albicans, producteur du muguet et qui a même été trouvé dans la bronchite putride.

Dans cette rapide énumération nous n'avons pas la prétention d'avoir cité tous les micro-organismes qui peuvent se rencontrer dans la bouche et si nous avons noté les principaux d'entre eux, c'est afin de montrer combien il est important d'entretenir en état d'asepsie (dans la mesure du possible) la cavité buccale, aussi bien pour l'homme sain que pour l'homme qui relève de maladie et qui se trouve, *ipso facto*, dangereux pour les autres aussi

bien que pour lui-même, les exemples de réinfec-
tion n'étant pas rares. Les diverses expériences
entreprises pour démontrer la nocivité des agents
microbiens même après guérison, ont prouvé que
pendant de nombreux jours (d'autres disent pendant plusieurs mois) un individu guéri d'un croup
ou d'une pneumonie conserve dans sa cavité buccale des pneumocoques et des bacilles de Klebs qui
peuvent contagionner d'autres sujets en état de
réceptivité. Et ce que nous disons à propos du
bacille de Klebs et du Pneumocoque, nous pouvons
le dire pour les autres bacilles, le voisinage des
organes digestifs et respiratoires ne pouvant que
favoriser le contage.

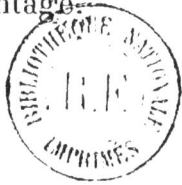

NOS MOYENS DE COMBAT

L'habitude de se laver la bouche ne remonte pas à de bien longues années ; en cela, comme en bien d'autres choses (hydrothérapie, sport, etc.) nous avons été devancés par les Anglais et surtout par les Américains. Maintenant encore, cette excellente coutume n'est répandue que dans une partie de la classe aisée, alors que le plus grand nombre, dans la bourgeoisie aussi bien que dans le peuple ouvrier, considère comme perdu le temps employé à se laver la bouche. Il est inutile de dire combien énergiquement nous nous élevons contre cette insouciance, dont on ne se repent d'ordinaire que lorsqu'il est trop tard.

Voyons quels sont les soins de bouche que se donnent ceux qui veulent conserver dans leur intégrité leurs instruments de mastication ; voyons-les même chez ceux qui, par leur situation, peuvent y consacrer un temps assez long :

1° Au lever, brossage très soigné des dents avec une poudre dentifrice quelconque ; si l'on découvre quelque petite tache, quelque grain d'émail qui a résisté à la brosse, frictions avec un morceau de bois d'oranger trempé dans de la poudre de pierre ponce ; enfin, lavage avec un verre d'eau aromatisé au moyen d'un élixir quelconque ;

2° Après le repas, se livrer à la petite opération

qui consiste à passer un fil de soie dans chaque interstice dentaire (système américain) puis de nouveau lavage énergique avec l'eau aromatisée ;

3° Avant le coucher, lavage et brossage à nouveau.

Dans l'énumération de ces pratiques, nous avons à dessein, tout en restant dans la vérité, dépeint ce que fait l'homme du monde soucieux de conserver une dentition brillante et parfaite.

Il est bien évident qu'il n'est pas nécessaire d'être aussi minutieux pour maintenir propre notre cavité buccale.

Nous avons à considérer pour cela :

1° Ce qu'il faut éviter ;

2° Ce qu'il faut faire.

1° CE QU'IL FAUT ÉVITER. — Nous examinerons ce qui peut nous être nuisible dans l'alimentation principalement, c'est-à-dire les aliments qui, ingérés trop souvent, provoquent un chimisme spécial nuisible aux organes dentaires.

LE LAIT. — Le régime lacté, si puissant dans un certain nombre d'affections, présente un gros inconvénient sur lequel nous devons attirer l'attention. En effet, cet aliment, en séjournant dans la bouche, produit des acides butyrique et lactique et si, pendant que l'on suit ce régime, on ne prend pas quelques précautions, on risque de voir, au bout d'un certain temps, les gencives s'enflammer et les dents se carier. Il est facile de prévenir ces accidents dus, comme nous l'avons dit plus haut, aux acides lactique et butyrique, en brossant journellement les dents et en faisant des lavages alcalins.

Ce que nous venons de dire pour les personnes qui sont au régime lacté, nous le dirons aussi pour les enfants, dont le lait est la principale nourriture, et chez qui on aura soin d'alcaliniser la bouche, pour éviter les accidents si nombreux de la première enfance.

Les mets trop épicés ou trop acides ou trop sucrés sont aussi une cause fréquente d'irritation et d'infection de la cavité buccale, par suite des fermentations qu'ils provoquent. On devra donc se montrer modéré dans l'usage de ces aliments.

L'usage immodéré du vin et des divers alcools, en provoquant dans la bouche la production d'acide acétique, est également nuisible.

Le changement brusque de la température intra-buccale amène des érosions de l'émail et plus tard des caries profondes. On devra donc s'abstenir de boire très froid après avoir mangé très chaud.

L'usage du tabac peut à la longue déterminer des leucoplasies et même, chez les fumeurs de pipe, de cancroïdes, dus à l'action irritante de la plante et au frottement continu du tuyau sur un point déterminé. Nous ne citerons que pour mémoire le cancer des fumeurs dont l'origine est discutable.

Nous proscrivons impitoyablement l'usage du hochet, instrument le plus souvent malpropre, qui excorie les gencives et la muqueuse buccale et ouvre ainsi uue porte d'entrée à toutes les infections.

L'usage du cure-dents devra être aussi modéré ; sa pointe peut s'infecter dans la bouche et inoculer dans la muqueuse des agents septiques.

Quelques médicaments ont aussi une certaine influence sur notre système dentaire. C'est ainsi que nous rappellerons que le fer a l'inconvénient de noircir les dents mais sans les altérer. L'alun et la crème de tartre, si souvent employés dans la composition des poudres dentifrices, ont le tort très grave de prédisposer aux caries dentaires. Enfin, le salol, si recommandable à certains points de vue, devrait être écarté de la liste des médicaments dentaires, chez certains sujets prédisposés (eczémateux) ; nous avons vu un cas typique d'eczéma des commissures et des lèvres, pour lequel tous les traitements avaient été employés en vain et qui a disparu en quelques jours après la suppression du salol incorporé dans la poudre dentifrice.

2° CE QU'IL FAUT FAIRE. — L'intégrité complète de l'organe buccal ne peut pas être absolue. Les fonctions de la bouche étant de tous les instants, les chances d'infection persistent malgré les soins que l'on peut se prodiguer. Mais si nous ne pouvons pas obtenir une asepsie absolue, nous pouvons du moins en réaliser une relative, d'ailleurs bien suffisante.

Chez l'homme dont la bouche est saine quelques soins journaliers seront suffisants. Ces soins se réduiront à ceci :

Le matin, brossage des dents avec la brosse enduite soit de pâte de savon soit de poudre alcaline, puis rinçage avec une eau aromatisée.

Après le repas et avant de se coucher, lavage de la bouche avec de l'eau additionnée de quelques gouttes d'élixir.

Cette pratique ne demande que très peu de temps et n'est pas coûteuse ; l'eau bouillie même peut à la rigueur suffire.

Chez celui dont la bouche est contaminée, il y a plus à faire. D'abord faire enlever le tartre dentaire, et faire soigner les dents malades, puis pratiquer une antisepsie plus rigoureuse pour enrayer le mal d'abord et ensuite pour empêcher sa propagation. C'est ici que les antiseptiques (sublimé au $\frac{2}{1.000}$ acide phénique, acide salicylique, etc.) à doses atténuées, auront un plein succès.

Ces quelques précautions, si utiles pour l'individu isolé, le sont encore à un plus haut degré lorsqu'on a affaire à des agglomérations (écoles, lycées, casernes) où bien des affections buccales se transmettent de proche en proche faute de précautions hygiéniques pourtant faciles à réaliser.

L'on aura remarqué que nous nous sommes abstenu de donner des formules de poudres, savons, élixirs, etc. Cette abstension est toute volontaire, et en voici la raison : D'abord les formules varient suivant l'âge, l'état diathésique, le tempérament du sujet, et le praticien agira dans ces divers cas selon chaque indication particulière. Ensuite, tous les formulaires indiquent les solutions élixirs et poudres employés en stomatologie et qu'il nous paraît tout au moins inutile de reproduire.

CONCLUSION

Ainsi qu'on vient de le voir dans ce court travail, le but que nous avons poursuivi est d'indiquer les précautions à prendre et les soins à donner pour maintenir l'intégrité de la cavité buccale. Les dents, nous le savons, sont les premiers instruments qui entrent en action dans la digestion : *prima digestio in ore.* Si la dentition est défectueuse, si la muqueuse ou les organes dentaires sont altérés, la digestion mal commencée donne à l'estomac un surcroit de travail qui à la longue, lui est pré judiciable. D'ailleurs tous les praticiens sont d'accord sur ce point : c'est qu'un certain nombre d'affections stomacales reconnaissent pour cause des altérations dentaires qui, dans la grande majorité des cas, auraient pu être évitées, si l'on avait appliqué les quelques principes si simples énoncés par nos maîtres en stomatologie. C'est le cas où jamais de citer le proverbe toujours vrai : Il vaut mieux prévenir que guérir.

Et ce que nous venons de dire pour les affections de l'estomac nous le dirons aussi pour les affections épidémiques dont les agents séjournent dans les bouches mal soignées en attendant l'occasion de se propager en dehors, si une hygiène bien entendue ne vient pas y mettre obstacle.

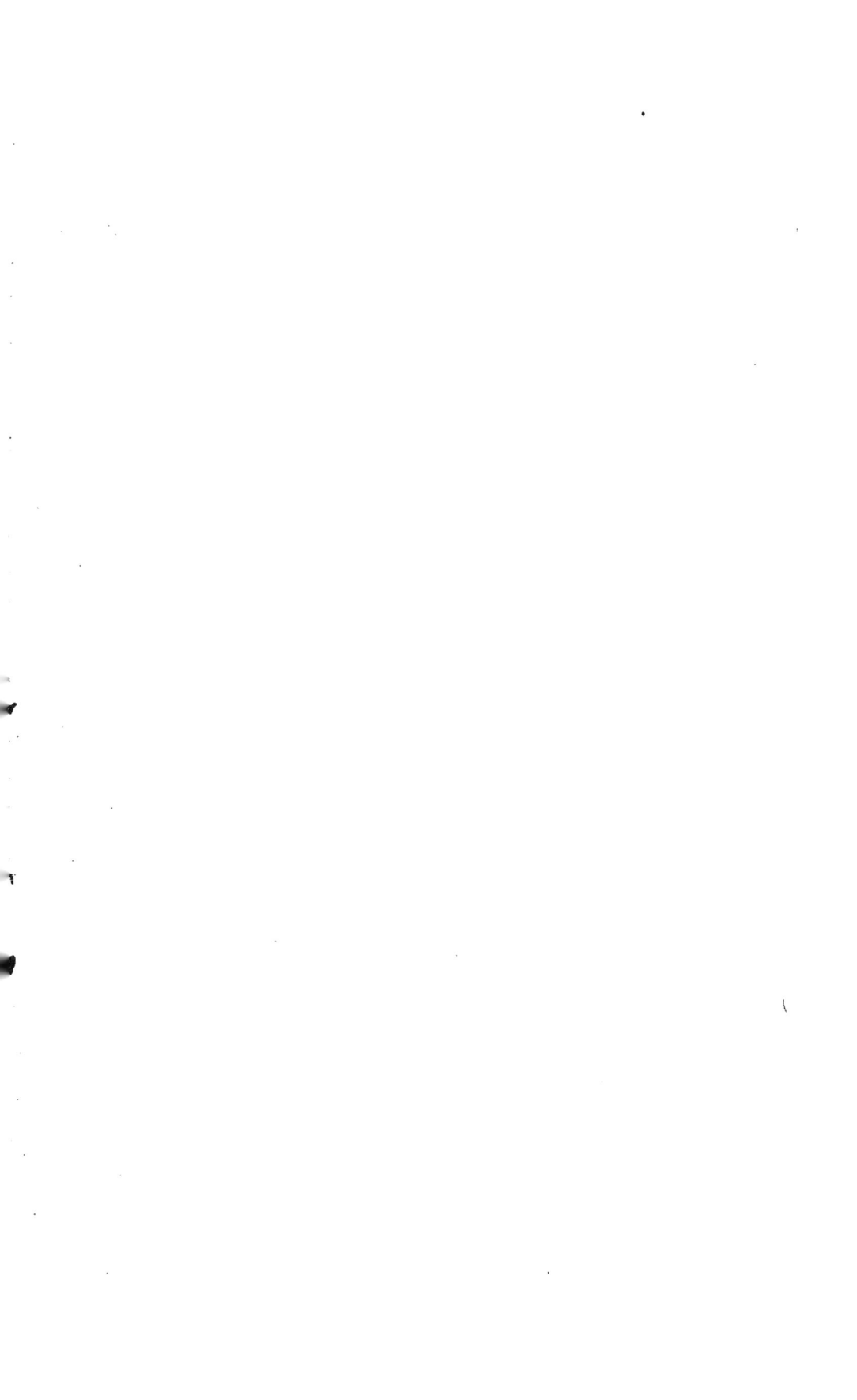

.

www.ingramcontent.com/pod-product-compliance
Lightning Source LLC
Chambersburg PA
CBHW070156200326
41520CB00018B/5427